RAPPORT
SUR LA VACCINE,
PAR LES COMMISSAIRES

De la Société de Médecine de Bruxelles,

Lu à la Séance du 15 Thermidor, an 9.

CITOYENS COLLÈGUES,

La découverte de la vaccine comme moyen préservatif de la petite vérole, vous avait été annoncée depuis plusieurs mois par votre correspondance. L'expérience de ce que l'Europe compte de plus respectable dans l'art de guérir, venait d'en constater authentiquement l'utilité et l'innocuité, lorsque, dans votre séance du 15 ventôse, vous nous avez chargés d'en suivre les progrès, et en même-temps d'en propager la connaissance parmi les habitans de cette grande cité.

Nous ne nous sommes pas dissimulé les difficultés que nous avions à surmonter, si, dans cette entreprise, nous n'étions puissamment secondés par le concours de l'autorité publique. La classe aisée de la société, par la nature de son éducation, par la variété et l'étendue de ses rapports, a des moyens faciles de conviction dont

A

est privée la classe indigente ; cette dernière ne peut être convaincue que par des exemples multipliés, et placés pour ainsi dire sous ses yeux. Nous avons fait part de vos intentions, et des obstacles que nous allions éprouver, au citoyen *Doulcet*, préfet du département ; ce magistrat, recommandable par sa philantropie et le zèle qu'il met à former des établissemens utiles à l'humanité, s'empressa de lever toutes les difficultés en créant, par son arrêté du 24 germinal, un comité médical de vaccination, composé des praticiens attachés aux hospices civils et de vos commissaires ; il mit en même-temps à la disposition du comité un local de douze lits dans l'hospice St.-Pierre, pour y vacciner gratuitement les indigens.

Nous ne vous communiquerons pas ici le procès-verbal des vaccinations qui ont été pratiquées à l'hospice St.-Pierre. Ce procès-verbal est une propriété du comité de vaccination, qui seul peut en disposer ; vous en trouverez ici les résultats sommaires.

Nous nous bornerons à vous remettre le procès-verbal des vaccinations faites en ville par le citoyen *Curtet*; le nombre des vaccinés qui s'y trouvent inscrits s'élève à 81
Celui des vaccinations pratiquées à l'hospice St.-Pierre s'élève à 28
Celui des vaccinations pratiquées dans les maisons d'orphelins par le C.ⁿ *Van Baerlem*, s'élève à 30
Le nombre des vaccinations pratiquées en ville par différens officiers de santé (d'après les recherches que nous avons faites à cet égard), peut, sans craindre d'être taxé d'exagération, être évalué à 600

TOTAL 739

D'après ce que nous avons vu , d'après les renseignemens que nous avons pris auprès des différens praticiens de cette ville , il ne s'est passé aucun fait, il ne s'est présenté aucune observation qui n'ait déjà été annoncée par ceux qui , les premiers, proclamèrent cette utile découverte. Sa marche a été exactement conforme à celle qu'ils ont décrite, et aucun accident n'en a été la suite. La vaccine a été pratiquée avec succès dans les deux extrêmes de la vie , depuis le premier mois de la naissance jusqu'à un âge avancé. Des femmes enceintes ont été vaccinées sans inconvénient, et nous avons la satisfaction de vous annoncer , qu'au milieu d'une épidémie meurtrière de petite vérole , qui depuis quelques mois a moissonné dans cette ville une multitude d'individus, et qui, par les difformités et les infirmités de tout genre qu'elle a déterminées, en a condamné un nombre non moins considérable à traîner tout le reste de la vie une existence désagréable ; aucun de ceux qui ont été vaccinés n'a contracté la petite vérole. L'évidence des faits a amené la conviction dans l'ame de ceux qui avaient témoigné des doutes ou des craintes sur les résultats de cette découverte, et les bienfaits de la vaccine se sont étendus plus rapidement qu'on n'eût d'abord osé se le promettre. Cependant, la mauvaise foi et l'ignorance routinière , habituées depuis long-temps à opposer des entraves aux progrès des vérités utiles, ne se sont pas endormies dans cette circonstance. On a semé des craintes , mais elles ont été bientôt dissipées par les nombreux exemples qui étaient tous les jours sous les yeux du public. On a dénaturé des faits, on en a fait circuler de controuvés. C'est ainsi qu'on avait faussement annoncé que la vaccine n'avait pas préservé de la petite

vérole les enfans du citoyen *Tournaillon*, adju-
dant de la place ; c'est ainsi..... mais nous n'ar-
rêterons pas plus long-temps votre attention sur
ces méprisables manœuvres ; nous avons cherché
à constater ces faits , et nos recherches ne nous
ont produit d'autre résultat, que la certitude de
leur fausseté.

Les observations que nous allons vous soumettre plus particulièrement , ne sont pas nou-
velles pour ceux qui ont pratiqué la vaccine, pour
ceux qui sont au courant de cette précieuse découverte ; nous les croyons cependant intéres-
santes , 1° parce qu'elles rétablissent dans leur
intégrité, des faits qui avaient été dénaturés ;
2° parce qu'elles ajoutent à la masse des preuves
en faveur de l'utilité de la vaccine ; et c'est sous
ce double rapport que nous les avons crues sus-
ceptibles de fixer votre attention.

Accidens observés pendant la vaccination.

En traçant le tableau de la vaccine, en dé-
crivant sa marche et les phénomènes qu'elle pré-
sente, *Jenner*, *Pearson*, *Woodville*, *Odier*,
Aubert, *Husson* ont en même-temps annoncé
que la vaccine était accompagnée, quoique ra-
rement, d'éruptions qui ne présentent aucun
caractère de gravité. Nous avons eu occasion
d'en observer de pareilles, elles n'ont été ac-
compagnées ni suivies de fièvre ou de malaise.

Nous avons remarqué, sur trois individus, une
éruption de petits boutons pointus, très-pressés ,
sans aucune altération dans la couleur de la peau ;
sur un seul d'entre eux elle a excité un prurit assez
vif. Ces éruptions ont eu lieu sur les avant-bras

et n'existaient déjà plus au quatrième jour de leur apparition

L'éruption sur quatre autres individus avait l'aspect de la *scarlatina urticata*; elle était formée par des taches rouges, au centre desquelles on appercevait des petits points élevés. Ces éruptions se sont terminées au sixième jour sans desquammation : elles n'ont eu dans leur marche, ainsi que celles dont nous avons parlé plus haut, aucune conformité, aucun rapport avec celle de la vaccine; leur développement, de même que leur terminaison, a eu lieu à des époques très-différentes de cette dernière (*a*).

Sur trois individus nous avons remarqué des boutons assez gros, entourés d'une légère aréole. Ils n'ont pas été très-multipliés, mais ils étaient indistinctement répandus sur le corps. Ils se sont manifestés du huitième au dixième jour de la vaccination, et se sont prolongés jusqu'au vingtième. La plupart de ces boutons ont avorté sans suppurer, et ont formé des croûtes lisses et polies; quelques-uns ont fourni une matière limpide et parfaitement semblable à la matière du bouton vaccin. Il ne nous a pas été possible de nous assurer de la nature de ces boutons, en inoculant à d'autres individus l'humeur qu'ils contenaient. *Pearson* a remarqué que cette éruption paraissait à peine une fois sur deux cents, et que la vaccination, pratiquée avec la matière prise sur ces sujets, outre l'affection vaccine locale, produisait de pareilles éruptions; c'est pourquoi il conseille de ne pas s'en servir (*b*).

____

(*a*) A la lecture du rapport, le Doct. *Fournier* a observé avoir remarqué de semblables éruptions sur quelques vaccinés.

(*b*) Notre collègue *Fournier* s'est servi du virus pris sur

Tels sont les accidens que nous avons observés sur quelques vaccinés : l'expérience n'a pas encore prononcé d'une manière positive si les deux premières sortes d'éruptions sont ou non un produit immédiat de la vaccine. Il y a cependant tout lieu de présumer qu'elles sont déterminées par la constitution médicale dominante ; en effet, il n'est pas rare de rencontrer des éruptions analogues dans des circonstances étrangères à la vaccine. D'ailleurs les vaccinateurs, qui ont pratiqué au milieu des épidémies varioleuses, sont jusqu'à présent les seuls qui les aient observées. On sait que les maladies éruptives sont plus fréquentes que de coutume pendant les épidémies varioleuses, et Mr. *Woodville* qui, à Londres, observait fréquemment ces éruptions dans son hôpital, lorsqu'il pratiquait en même-temps la vaccination et l'inoculation de la variole, ne les a plus rencontrées, depuis qu'il a cessé la pratique de cette dernière.

Nous avons observé sur quatre vaccinés le développement simultané des éruptions vaccine et variolique. Ces deux éruptions ont suivi distinctement et régulièrement leur marche ordinaire : l'infection variolique était évidemment antérieure, ou au moins a eu lieu en même-temps que la vaccination ; cependant ces faits, et un pareil nombre d'autres arrrivés en ville, ont donné lieu au bruit répandu dans le public que la vaccine ne préservait pas de la petite vérole. Mais d'après les récherches que nous avons faites auprès des praticiens (sur l'exactitude desquels on ne peut

---

de semblables boutons sans remarquer l'effet annoncé par *Pearson*. *Odier* et *Aubert* ont fait la même observation que le citoyen *Fournier*.

élever aucun doute), et qui ont observé le même fait, nous pouvons vous assurer que l'éruption variolique, jusqu'à présent, n'a pas eu lieu après le développement complet de la vaccine.

Il est arrivé, dans plusieurs endroits, que des individus qui n'avaient eu qu'une fausse vaccine, ont contracté postérieurement la variole. Il est reconnu que la fausse vaccine, dont les caractères sont d'ailleurs très-faciles à saisir, ne préserve pas de la petite vérole. On eût sans doute été dans le cas de voir le même effet dans cette ville, si les différens praticiens ne se fussent réunis pour arrêter, dès son origine, la propagation d'une fausse vaccine qui y avait été apportée d'une commune environnante, et si en même-temps on ne se fût empressé de soumettre à une vaccination légitime les individus qui avaient été inoculés avec ce faux vaccin. Une petite fille, de cinq à six ans, avait eu une vaccine bâtarde, ce qui décida à la vacciner de nouveau au quarantième jour. Le cinquième jour de cette seconde vaccination, les éruptions vaccine et varioleuse ont eu lieu : cette dernière maladie n'a été accompagnée ni suivie d'accidens. Ce fait s'est passé à l'hospice St.-Pierre ; c'est le seul de ce genre qui ait eu lieu dans cette ville. On nous a assuré que, dans la commune d'où ce faux vaccin avait été apporté, plusieurs des individus qui en avaient été inoculé, avaient été postérieurement atteints de la variole.

Une éruption dartreuse, peu étendue, s'est manifestée à l'hôpital St.-Pierre, sur le dos d'un enfant qui était alors au treizième jour de la vaccination. Cette éruption n'a paru dépendre de la vaccine, qu'autant que la petite fièvre, produite par celle-ci, aurait pu mettre en action une disposition préexistante. Le même effet eût été déterminé par toute autre cause, agissant avec quelqu'énergie sur l'organisation animale. Cette affection a promptement cédé à l'usage des antimoniaux. Nous vous citons ce fait uniquement parce que le bruit répandu dans le public que la vaccine avait produit la lèpre dans cette maison, n'était fondé que sur cette légère éruption cutanée.

Effets de la vaccine sur la santé.

Nous avons observé que l'augmentation et l'irrégularité de l'action nerveuse contrariait, et parfois même, empêchait l'éruption vaccinale. C'est ce qui est arrivé dans les vaccinations pratiquées à l'époque du travail menstruel, ainsi que chez les sujets attaqués de fièvre intermittente : nous avons remarqué que chez les sujets faibles et délicats, chez lesquels la lymphe est peu abondante, les tumeurs vaccinales n'acquièrent pas un volume considérable, et la dessication ne tarde pas à s'opérer ; tandis que sur les individus dont la fibre est relâchée, et chez lesquels le système lymphatique est prédominant, les tumeurs vaccinales acquièrent un volume assez considérable et fournissent jusqu'au seizième jour, et même au-delà, une matière bonne à vacciner.

Cette action particulière de la vaccine sur le système absorbant, paraît jusqu'à présent en faire un moyen précieux d'excitement dans les maladies produites par le défaut d'action de ce système. Déjà même l'art de guérir compte plusieurs guérisons d'affections scrophuleuses, produites pendant le développement et le travail de la vaccine. Nous avons été dans le cas d'en observer de pareils effets.

Un enfant, de trois ans et quelques mois, portait un engorgement glanduleux assez considérable vers la partie supérieure externe de l'avant-bras droit, les glandes du cou étaient sensiblement engorgées, la lèvre supérieure ainsi que les ailes du nez étaient très-tuméfiées. La peau était pâle, bouffie et sans ressort. Le 2 floréal il a été vacciné de deux piqûres, dont une à chaque bras : celle du côté droit, qui cependant avait laissé couler une grosse goutte de sang, a produit seule, au 4e jour, un bouton qui a suivi ses périodes très-régulièrement, mais avec lenteur, de manière qu'au vingt-cinquième le bourrelet, plein de pus et très-saillant, circonscrivait encore une dépression circulaire de cinq lignes de diamètre. On remarquait autour du bourrelet un phlegmon qui pénétrait profondément dans la peau et le tissu cellulaire subcutané. Cet enfant n'a été que très-peu indisposé et pendant quelques jours seulement. La détuméfaction du nez et de la lèvre supérieure, ainsi que le dégorgement des glandes du cou et de l'avant-bras, se sont opérés pendant le développement de la vaccine, et l'enfant jouit maintenant d'une bonne santé.

Nous avons vacciné, dans les premiers jours de prairial, un autre enfant de quatre ans environ, ayant la peau pâle, plombée, cadavéreuse, la respiration habituellement courte et gênée, par suite d'un engorgement des poumons et des glandes du mésentère, survenu après plusieurs convulsions auxquelles il avait été sujet quelques mois après sa naissance. Le développement de la vaccine a été très-tardif chez cet enfant ; les tumeurs vaccinales ont acquis un volume considérable ; elles étaient épaisses ; l'action vitale s'est ranimée par le développement de la vaccine.

La peau a repris son état et sa couleur naturels, l'engorgement des glandes du mésentère s'est dissipé successivement; la respiration est devenue facile et aisée. Cet enfant jouit maintenant d'une santé dont il avait été privé jusqu'alors, et nous avons tout lieu de présumer que sa guérison est assurée. Le docteur *Husson* a obtenu, à Paris, le même résultat, dans une circonstance absolument semblable.

Effets préservatifs de la vaccine.

L'art de guérir possède, depuis cinq ans, une masse considérable de faits qui suffit pour convaincre les plus incrédules de la propriété qu'a la vaccine de préserver de la petite vérole, et cette propriété, depuis long-temps, n'est plus un problème pour les hommes instruits, qui n'admettent comme vérité en médecine que ce qui est appuyé sur une longue suite d'expérience.

La contr'épreuve (c'est-à-dire l'inoculation de la variole pratiquée sur des individus déjà vaccinés) était un moyen naturel et assuré de se convaincre de cette propriété. Il n'est pas de pays en Europe où elle n'ait été pratiquée avec une sorte d'appareil et de publicité, et par-tout une conformité frappante dans les résultats, a mis cette propriété en évidence. Le nombre des contr'épreuves, connues jusqu'à présent, est excessivement multiplé.

Quatre contr'épreuves ont été pratiquées à l'hospice Saint-Pierre; nous en avons pratiqué trois en ville, et onze autres l'ont été par différens praticiens. L'inoculation n'a rien produit sur la plupart des individus soumis à ce genre de preuve; et sur un très-petit nombre, elle a déterminé un travail purement local, à l'endroit seul des piqûres.

Mais une preuve encore plus convaincante, c'est que dans cette ville, où la vaccination a été pratiquée de même qu'à Genève, Rheims etc. au milieu d'une épidémie varioleuse très-meurtrière, et à laquelle peu d'individus ont échappé, aucun des vaccinés n'a été atteint de la petite vérole.

Ne pouvant se refuser à l'évidence de ces preuves, les anti-vaccinistes ont cherché à égarer l'opinion publique sur l'utilité de la vaccine, en objectant que les contr'épreuves, jusqu'à présent, avaient eu lieu à des époques trop rapprochées de la vaccination, et que la vaccine pouvait ne détruire, que pour un temps limité, la disposition des organes à être affecté par l'infection spécifique de la variole. Mais on ne peut concevoir sur quel fait, et sur quel motif d'analogie, peut être étayée une pareille conjecture : d'ailleurs, les faits viennent encore dans cette circonstance à l'appui de la vaccine. La contr'épreuve, pratiquée par *Jenner* sur un individu qui, trente ans auparavant avait été fortuitement vacciné, a démontré que ce préservatif n'est pas éphémère. D'ailleurs, on rencontre actuellement dans le duché de *Glocester* des habitans qui ont eu la vaccine depuis vingt, trente et quarante ans, et il n'y a pas d'exemple qu'un seul d'entre eux ait, dans ce laps de temps, été atteint de la petite vérole. Le rapport des habitans de ce duché est unanime à cet égard.

L'Angleterre ne paraît pas le seul pays où se rencontre la vaccine naturelle. D'après l'instruction du comité central elle existe dans le département des Landes ; elle n'était pas inconnue dans le Holstein; Mr. *Sacco* l'a rencontrée dans la Cisalpine; notre collègue *Uytterhoeven* l'a rencontrée dans ce département : il a recueilli le vaccin sur le pis des vaches et s'en sert avec succès pour vacciner. Ainsi, il y a tout lieu de présumer qu'il existe sur le continent des individus qui, depuis un certain nombre d'années, ont été vaccinés fortuitement, et sur lesquels on pourra répeter l'expérience de *Jenner*.

Nous avons vacciné trois adultes ayant eu la petite vérole; sur le premier, deux piqûres ont présenté au quatième jour une légère inflammation, qui s'est évanouie au sixième : il a été vacciné une seconde fois aussi inutilement que la première. Sur le second, les piqûres n'ont présenté aucun caractère inflammatoire. Sur le troisième, les piqûres, ont produit, au quatrième jour, de petites tumeurs inflammatoires, qui ont pris et conservé jusqu'à la dessication tous les caractères de la vraie vaccine, mais qui, au huitième jour, ne purent nous fournir du virus pour vacciner d'autres sujets, comme nous en avions le dessein, parce que la croûte vaccinale commençait à se former

RÉSUMÉ.

Fondée uniquement sur l'observation exacte des faits, la découverte de *Jenner* ne pouvait et n'a effectivement reçu aucune atteinte au milieu des épreuves réitérées auxquelles elle a été soumise. Il en est résulté une masse énorme d'observations authentiques, et faites avec circonspection, qui ne laissent plus aucune incertitude sur l'efficacité et l'innocuité de ce moyen.

Maintenant si, aux heureux effets produits dans cette ville par la vaccine, on ajoute des résultats constamment semblables, obtenus depuis cinq ans en Angleterre, et depuis dix-huit mois par toute l'Europe, on fait attention que sur près de trois-cent-mille vaccinés connus, aucun n'a encore contracté la petite vérole, quoique dans ce nombre près de la moitié ait été exposé postérieurement à l'action des épidémies varioleuses, ou bien soumis à la contr'épreuve; si on considère qu'aucun accident grave n'a pu jusqu'à présent être attribué avec quelque fondement à la vaccine (*a*); si enfin, à l'acharnement d'un petit nombre d'inoculateurs obscurs, justement alarmés de voir leur échapper la petite vérole, et avec elle le produit certain de quelques petits secrets pour de prétendues préparations, pour de prétendues méthodes particulières d'inoculation, on oppose l'assentiment de ce que l'Europe possède d'hommes intruits, de savans (*b*) et de praticiens recommandables, on ne peut s'empêcher de regarder comme démontré,

1° Que la vaccine préserve de la petite vérole.

(*a*) Les anti-vaccinistes, après beaucoup de peines et de recherches, ne peuvent citer en Europe que cinq à six individus morts pendant la vaccination; mais des témoignages authentiques et irrécusables, ont par-tout constaté que cette terminaison était due à des causes absolument étrangères à la vaccine.

(*b*) Dans une question aussi importante, le suffrage du respectable président de la société royale de Londres, Mr. *Banks*, celui des *Simmons, Pearson, Thouret, Chaussier, Pinel, Corvisart, Hallé, Chaptal*, etc., est d'un grand poids; d'ailleurs, dans tous les pays, des savans, des littérateurs distingués, des praticiens jouissant de l'estime de leurs concitoyens, ont été les premiers à faire vacciner leurs propres enfans. C'est ce qu'ont fait ici les médecins *Kok, Keyser, Jacobs*, le chirurgien *Vandenbosch*, les chimistes *Van Mons* et *De Roover*. Les enfans des citoyens *Jacobs* et *Van Mons*, ont été les premiers soumis à la contr'épreuve.

2° Que la vaccination peut être pratiquée sans danger dans les différens âges et les différentes circonstances de la vie, pendant les différentes températures.

3° Que le travail se borne aux piqûres. Les exceptions, à cet égard, sont extrêmement rares, et dans ces cas, les pustules qui paraissent dans les endroits éloignés de l'insertion, ne sont pas extrêmement multipliées.

4° Que la vaccine n'est jamais accompagnée de danger, jamais suivie d'infirmité, de difformité.

5° Que la vaccine n'est contagieuse que par le contact immédiat du vaccin, sur des parties dénuées d'épiderme.

Chaque jour on voit des praticiens, dont une louable circonspection avait d'abord suspendu l'opinion, convaincus maintenant par les succès constans de la vaccine, l'adopter avec reconnaissance, et même enthousiasme. Il est en effet impossible de rester spectateur indifférent d'un bienfait qui peut arracher des milliers de victimes à la mort. On sait que le nombre des morts par la petite vérole, est le quatorzième de la somme totale des décès, hors les temps d'épidémie. Le nombre des morts s'élève, année moyenne en France, dans son étendue actuelle, à environ neuf-cent-mille. (Lettre du comité médical de vaccination aux maires de Paris.) Ainsi, la petite vérole enlève en France, année moyenne, soixante-quatre-mille-deux-cent quatre-vingt-cinq individus. Puisse l'assentiment unanime des hommes instruits, déterminer bientôt les gouvernemens éclairés sur les vrais intérêts de l'humanité, à opposer la vaccine à la variole, comme les lazareths à la peste ! C'est le vœu des amis de l'humanité, c'est le seul moyen de détruire ce fléau qui, de même que la lèpre, ne sera connu des générations prochaines, que par les écrits des contemporains !

Les Commissaires de la Société,

Signé J. C. Jacobs, F. A. J. Duval, F. A. Curtet.

Extrait des registres de la Société de Médecine.

La Société ayant entendu le rapport de ses Commissaires pour l'inoculation de la vaccine, l'adopte en son entier ; arrête qu'il sera inséré dans le Recueil des ses Actes, et qu'il en sera tiré séparément un nombre suffisant d'exemplaires.

Bruxelles, ce 15 *Thermidor an* 9.

Signé Pierre-Etienne Kok, *Président.*

J. B. Van Mons, *Secrétaire.*

DE L'IMPRIMERIE D'EMMANUEL FLON,
rue de la Putterie, à Bruxelles.